MÉMOIRE

SUR L'OPÉRATION

DE LA

FISTULE LACRYMALE.

par

Harveng

PARIS. — IMPRIMERIE DE RIGNOUX,
imprim. de l'Académie royale de Médecine,
rue des Francs-Bourgeois-S.-Michel, n° 8.

MÉMOIRE

SUR L'OPÉRATION

DE LA

FISTULE LACRYMALE,

PAR HARVENG.

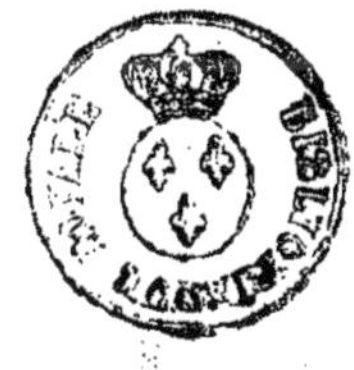

PARIS,

BÉCHET jeune, Libraire de l'Académie royale de Médecine,
Place de l'École de Médecine, n° 4.

1824.

MÉMOIRE

SUR L'OPÉRATION

DE LA FISTULE LACRYMALE.

LA fistule lacrymale fût de tout temps un objet de recherches. Les praticiens les plus célèbres s'en sont occupés avec beaucoup de soin, et presque tous ont modifié le traitement de cette affection, soit en perfectionnant des procédés opératoires déjà existans, soit en imaginant de nouveaux procédés opératoires. Cependant, malgré tant de travaux et de recherches, on n'est parvenu à traiter cette affection d'une manière convenable que dans ces derniers temps. Cela tient aux idées fausses qu'on s'était faites de la nature de la maladie ; on admettait le plus souvent pour cause de cette affection ce qui n'en était que l'effet; d'où il s'ensuivit que le traitement ne pouvait être qu'incertain et sans succès dans la plupart des cas.

Les principales théories qu'on a tour à tour

émises sur la nature de la maladie qui nous occupe, sont :

1º Celle des callosités,

2º Celle de l'atonie du sac lacrymal,

3º Celle de l'engouement du sac lacrymal et du canal nasal,

4º Enfin celle du rétrécissement et de l'oblitération du canal nasal par l'engorgement et l'épaississement de ses parois membraneuses.

On avait observé depuis long-temps que la plupart des fistules anciennes étaient accompagnées de callosités. Les anciens regardaient ces callosités comme cause de la maladie ; aussi pratiquaient-ils des opérations dans la vue de détruire ces callosités, en appliquant sur elles différens caustiques. Mais l'erreur de cette opinion a été reconnue par les modernes, et l'on sait aujourd'hui que ces callosités ne sont produites que par l'irritation prolongée qu'exerce le fluide excrété sur le trajet fistuleux, et qu'il suffit de détruire la cause productrice pour que les callosités disparaissent.

La théorie de l'atonie du sac lacrymal est très-ancienne, et se retrouve déjà chez les Arabes. Elle fût reproduite par Scarpa ; mais on sait très-bien à présent que, si le sac lacrymal est distendu, cela n'est dû qu'à l'obstacle que les larmes éprouvent à traverser le canal nasal ; aussi a-t-on aban-

donné de nos jours tous les bandages compres‑
sifs qu'on appliquait sur la tumeur lacrymale,
lesquels, outre la difficulté de l'application, n'a‑
vaient d'autre effet que de chasser les larmes
déjà amassées dans le sac lacrymal, et ne faisaient
par conséquent que suspendre momentanément
l'un des effets de la maladie, qui est la disteusion
passive du sac lacrymal.

Vient la théorie de l'engorgement, qui jouait
un grand rôle du temps d'Anel. Partant de cette
idée, ce chirurgien conseilla, comme moyen cu‑
ratif, les injections faites par les points lacrymaux
dans le sac lacrymal, ce qui devait avoir pour
but de ramollir, de dissoudre les mucosités
épaissies, amassées dans le sac lacrymal, pour
les en expulser avec plus de facilité. Cette mé‑
thode, déjà connue des Arabes, est presque gé‑
néralement abandonnée de nos jours. Si l'on a
encore recours aux injections, ce n'est que dans
le début de la maladie; mais quand l'affection a
déjà duré un certain temps, qu'il y a fistule la‑
crymale, carie de l'os unguis, etc., les injections
ne sont plus d'aucune utilité, puisqu'elles ne sau‑
raient guérir l'altération pathologique des parois
du canal nasal.

Tant qu'on ne s'en est tenu qu'à l'observation
pratique, il a dû être fort difficile de désigner la
véritable cause de la fistule lacrymale; car l'ob‑

servation est trompeuse, quand elle n'est pas appuyée sur l'autopsie cadavérique. Aussi les théories les plus opposées les unes aux autres furent-elles admises jusqu'aux temps modernes. De nos jours on n'a plus d'incertitudes sur l'affection qui nous occupe. Les recherches de Morgagni, Pott, Richter, Bell, Mr. Dupuytren, ne laissent plus rien à désirer sur ce sujet. On sait que la fistule lacrymale est due à l'engorgement, l'épaississement de la membrane muqueuse du canal nasal et du tissu cellulaire sous-muqueux, et qui entraîne nécessairement le rétrécissement, et même quelquefois l'oblitération du conduit nasal (1).

La véritable nature de la maladie ayant été reconnue, tous les instrumens conseillés et imaginés pour la guérir tendaient à dilater le canal nasal. Je ne décrirai pas ici les différens procédés opératoires qu'on a imaginés pour arriver au but qu'on se proposait ; ce serait sortir des bornes que je me suis prescrites ; on les trouve d'ailleurs très-bien exposées dans la chirurgie de de M. le professeur Boyer. Je remarquerai seulement que la dilatation impermanente du canal na-

---

(1) La fistule lacrymale peut encore reconnaître pour cause un polype développé dans les fosses nasales , la fracture de l'os maxillaire supérieur, etc.; mais alors les moyens curatifs doivent être dirigés contre l'affection primitive.

sal, d'après le procédé combiné de Desault, n'est suivi de succès que dans un petit nombre de cas. Le défaut de succès tient à la nature de la maladie, à cette coarctation du canal nasal, qu'on peut bien parvenir à dilater jusqu'à un certain point, mais qui a la plus grande tendance à se rétrécir de nouveau, quand le corps étranger a été retiré. Foubert fut le premier qui sentit qu'on ne pouvait maintenir le canal nasal dans un état de dilatation permanent, qu'en laissant un corps dilatant à demeure dans le canal nasal. Après avoir incisé le sac lacrymal, il introduisit une canule d'argent dans le conduit nasal, et ferma ensuite la place sur la canule. Wathen, chirurgien anglais, réclamait la priorité de cette découverte. Louis, ayant eu connaissance des succès que Foubert obtenait par ce moyen, en conseilla l'usage pour bien des sortes de fistules, et particulièrement pour un cas où le procédé de J.-L. Petit avait été inefficace. Ce cas est celui où le sac lacrymal a été détruit par une grande ulcération, sans que la peau ait été encore perforée. Depuis cette époque, plusieurs chirurgiens distingués usèrent pendant quelque temps de la canule de Foubert; et Lassus, qui s'en était servi avec succès, en conseilla l'usage exclusif dans sa Pathologie. Toutefois l'imperfection de l'instrument qu'employa Foubert fit bientôt oublier ce procédé. Les succès que Pellier avait obtenus quelque temps après avec une canule mieux construite, n'avaient pu, malgré les éloges de Bell, engager les praticiens à adopter ce procédé ; il tomba si complétement dans l'oubli, qu'on en fit à peine mention dans les ouvrages modernes. Dans ces derniers temps, M. le professeur Dupuytren, ayant souvent eu occasion d'observer l'insuffisance de la dilatation impermanente, reconnaissant d'ailleurs l'avantage que le procédé de Foubert a sur tous les autres, celui d'une guérison très-prompte, et le plus souvent exempte de récidive, fut le premier qui remit en usage la canule ; et si Foubert a inventé le procédé opératoire, c'est M. le professeur Dupuytren qui l'a singulièrement perfectionné, pour assurer le succès de l'opération. L'expérience a déjà prouvé que ses efforts ont été couronnés de succès. Aussi voit-on aujourd'hui en France et en Angleterre plusieurs chirurgiens d'un grand mérite se servir de ce mode d'opération dans la plupart des cas de fistule lacrymale. Jusqu'à l'époque où nous décrivîmes et publiâmes ce procédé dans le Journal de Médecine de M. Rust, professeur de chirurgie à Berlin, on n'eut en Allemagne que des idées vagues sur la méthode du célèbre chirurgien de l'Hôtel-Dieu. M. Langenbeck, professeur à Gottingue, dans son Journal ophthalmologique, cahier de 1821, n'a donné qu'une description très inexacte des instrumens qu'emploie M. le professeur Dupuytren, et il s'est abstenu de tout autre détail relativement à cet objet.

Quoique la dilatation permanente soit préférable à toute autre méthode, et quoique M. Dupuytren, comme il le dit lui-même, ait guéri seize fistules lacrymales sur vingt opérations faites par son procédé, résultat qu'on ne saurait obtenir par aucun autre mode ; il n'en suit pas moins de la déclaration même de ce grand chirurgien, qu'il est des cas où sa méthode est inefficace. Or que faire dans ces cas-là ? Aura-t-on recours à la dilatation impermanente du canal nasal, par le procédé combiné de Desault, ou à la cautérisation de l'os unguis, d'après les préceptes de Scarpa ? Mais une longue expérience a démontré que ces différentes méthodes opératoires ne sont que palliatives, que la maladie reparaît après un temps plus ou moins long, et qu'il faut recourir alors aux mêmes moyens. De cette manière on est obligé de tourmenter les malades pendant toute leur vie ; d'autres se découragent et ne veulent plus se soumettre à aucun traitement, préférant garder leur infirmité. Frappé de ces considérations, désirant contribuer au soulagement de l'humanité souffrante, nous nous sommes occupé de la recherche d'un moyen qui, dans le cas où ceux

qu'on avait proposés jusqu'aujourd'hui sont trou-
vés impuissans, pût offrir des probabilités de succès. Nous croyons avoir résolu le problème, en
imaginant un nouveau procédé opératoire qui
consiste à pratiquer une perte de substance aux
parois rétrécies du canal nasal, soit avec le fer
rougi à blanc, soit avec la pierre infernale, ou
avec tout autre caustique. En agissant ainsi, on
rend au canal nasal sa dilatation première, et
on le maintient dans cet état sans qu'on soit
obligé de laisser un corps étranger à demeure
dans ce conduit.

Nous exposerons dans ce mémoire les règles
établies par M. Lisfranc pour le lieu de la ponction du sac lacrymal ; nous décrirons ensuite le
procédé opératoire de M. le professeur Dupuytren, tel qu'il a déjà été décrit dans la nouvelle
édition de la Médecine opératoire de Sabatier.
— Comme, pour l'exécution de notre procédé
opératoire, nous serons aussi obligé d'introduire
une canule dans le canal nasal, nous avons pensé
qu'il ne serait pas hors de lieu de répéter ici ce
que MM. Sanson et Bégin ont déjà dit sur le procédé opératoire de M. Dupuytren. Nous ferons
de plus quelques additions à ce sujet. Nous indiquerons, par exemple, la manière d'extraire la
canule, dans le cas où cette opération devient nécessaire. Nous parlerons aussi avec plus de dé-

tail des accidens que peut entraîner la canule,
placée à demeure dans le canal nasal. Nous com-
parerons ensuite entre elles les différentes méthodes opératoires encore en usage de nos jours ;
nous en ferons ressortir et les avantages et les inconvéniens ; et nous terminerons ce mémoire par
l'exposé d'un nouveau procédé opératoire.

Règles établies par M. Lisfranc pour le lieu de la ponction du sac lacrymal.

J.-L. Petit, qui le premier incisa le sac lacrymal pour arriver dans le canal nasal, conseilla de faire l'incision au-dessous du tendon du muscle orbiculaire des paupières. Il y eut d'autres praticiens qui se dirigèrent d'après le rebord osseux que présente l'os maxillaire supérieur, rebord par lequel commence la partie supérieure du canal nasal, et qu'on pourrait appeler *éminence lacrymale de l'os maxillaire supérieur.* Ces derniers firent l'incision ou la ponction derrière ce rebord, près de son union avec l'os lacrymal. Pour éviter la difformité produite par l'incision, A. Petit et Pouteau conseillèrent de faire l'incision entre la paupière inférieure et le globe de l'œil, au-dessous de la caroncule lacrymale. On ne peut faire d'autre reproche à cette méthode que la difficulté de l'opération, qui n'en est pas une pour un chirurgien habile. Mais, comme Pouteau employait des mèches et de sondes pour dilater le canal nasal, et que ces corps étrangers se trouvaient conti-

nuellement en rapport avec le globe de l'œil , ils
donnèrent souvent lieu à des irritations assez vi-
ves pour que, dans quelques cas, on fût obligé d'in-
terrompre le traitement. Ce fut un motif assez
puissant pour faire renoncer à ce mode de traitement. Nous croyons que, si, au lieu d'employer
le séton, on avait introduit dans le canal nasal
une canule , cet accident n'aurait pas été à craindre. Mais revenons à notre sujet. Nous avons dit
que , pour ouvrir le sac lacrymal , les uns con-
seillaient de faire la ponction au-dessous du tendon du muscle orbiculaire des paupières, et que
d'autres se dirigaient d'après l'éminence lacrymale de l'os maxillaire supérieur. M. Lisfranc
fait observer, dans ses leçons chirurgicales, qu'on
pourrait souvent ne pas atteindre le sac lacrymal,
si l'on se dirigeait d'après ces préceptes. Un grand
nombre de recherches cadavériques lui démon-
trèrent que la largeur plus ou moins grande de
la base du nez influait beaucoup sur la position
du tendon , relativement au sac lacrymal. Il re-
marqua que, chez les sujets dont la base du nez
était fort large, le tendon reposait dans toute sa
longueur sur l'apophyse montante de l'os maxillaire supérieur, et ne se trouvait alors en aucun
rapport avec le sac lacrymal ; que par conséquent une ponction faite immédiatement au-
dessous du tendon ne pouvait pas ouvrir le sac

lacrymal, celui-ci se trouvant placé plus extérieurement. L'opposé a lieu chez les sujets dont la base du nez est très-étroite. Chez eux le tendon du muscle orbiculaire dépasse ordinairement de beaucoup l'apophyse montante de l'os maxillaire supérieur, et le sac lacrymal se trouve alors fort en dedans de l'extrémité externe du tendon. — M. Lisfranc observa de plus que, si l'on se dirigeait toujours d'après l'éminence lacrymale de l'os maxillaire supérieur, on pouvait encore être induit en erreur, parce que cette éminence est tantôt plus saillante, et tantôt plus enfoncée. M. Lisfranc conclut que, pour préciser le lieu de l'incision, il fallait avoir égard aux rapports qui existent entre le tendon du muscle orbiculaire des paupières et le sac lacrymal. Il trouva qu'il pouvait exister trois rapports différens entre les parties indiquées, savoir :

1° Que le tendon pouvait recouvrir le sac lacrymal dans toute sa longueur ;

2° Qu'une partie seulement du tendon recouvrait le sac lacrymal ;

3° Que le tendon ne s'étendait que jusqu'au sac lacrymal.

Pour s'assurer dans lequel de ces rapports le tendon se trouve avec le sac lacrymal, M. Lisfranc conseille la manœuvre suivante : supposons l'opération du côté gauche. L'opérateur tend avec une

main la commissure externe des paupières, pour
rendre plus saillant le tendon du muscle orbiculaire ; il porte l'indicateur de l'autre main le long
du bord inférieur de l'orbite, en procédant de
dehors en dedans, jusqu'à ce que le doigt soit arrivé dans l'angle interne de l'œil, où il se trouve
arrêté par la saillie que forme l'os maxillaire supérieur. On examine alors la position de la commissure interne des paupières relativement au
doigt de l'opérateur.

1° Si la commissure se trouve au côté externe
du doigt indicateur (sur son bord cubital), on
fera la ponction au-dessous du tendon, parce que,
dans ce cas, le sac lacrymal est situé derrière le
tendon.

2° Si le doigt indicateur recouvre la commissure interne des paupières, on fera la ponction
au-dessous de la commissure, parce que, dans ce
cas, le sac lacrymal se trouve derrière elle.

3° Si la commissure se trouve au côté interne
de l'indicateur (sur son bord radial), on fera la
ponction au-dessous du bord libre de la paupière
inférieure, près de la commissure interne des
paupières, parce que, dans ce cas, le sac lacrymal
ne se trouve en rapport ni avec le tendon, ni avec
la commissure interne, mais est situé derrière
la paupière inférieure.

Dans tous ces cas, la ponction sera faite à une

ligne au-dessous du tendon, de la commissure et du bord libre de la paupière inférieure.

Il y a encore quelques dispositions particulières, qu'il ne faut pas perdre de vue quand on fait la ponction du sac lacrymal. Telles sont la proéminence de l'œil et sa plus ou moins grande profondeur. Dans le premier cas, la base de l'orbite est étroite; il se trouve beaucoup de tissu cellulaire dans le fond de l'orbite, l'œil est volumineux et fait saillie au-dehors, en poussant au-devant de lui les paupières, les commissures et le tendon. Si, dans de pareilles circonstances, on fait la ponction sans prendre en considération la disposition particulière des parties, on n'arrive pas dans le sac lacrymal; le bistouri glisse alors entre les tégumens et la partie antérieure et inférieure de l'orbite. Pour prévenir cet accident, il faut, avant de faire la ponction, refouler en arrière, dans le fond de l'orbite, les paupières et l'œil. — Dans d'autres circonstances, la base de l'orbite est très-large, l'œil situé profondement dans l'orbite, et les paupières, ainsi que la commissure interne et le tendon, sont jetés en arrière. Si l'on fait alors la ponction sans nulle précaution, le bistouri arrive derrière le sac lacrymal. Il faut, dans des cas analogues, enfoncer le bistouri un peu plus en avant qu'à l'ordinaire.

De la manière d'ouvrir le sac lacrymal.

———

J.-L. Petit se servit d'un bistouri à lame très-étroite, avec lequel il ouvrit le sac lacrymal, en ne faisant d'abord qu'une simple ponction; mais comme, avec cet instrument, on ne pouvait obtenir qu'une ouverture de peu d'étendue, on était obligé d'agrandir la plaie en retirant l'instrument. On peut faire plusieurs reproches à cette manière d'opérer. D'abord le bistouri dont J.-L. Petit se servit expose à beaucoup d'inconvéniens; la pointe de cet instrument, étant très-mince, peut facilement pénétrer dans la substance osseuse du canal nasal, s'y rompre et y laisser le fragment; ce qui peut donner lieu par la suite à des accidens inflammatoires. Le bistouri peut s'engager plus ou moins profondément dans la partie supérieure du canal nasal, et, en le retirant pour agrandir la plaie, on peut briser les parois de ce conduit; si l'on introduit alors un corps dilatateur, il peut se détourner et suivre une route artificielle. Ayant reconnu les inconvéniens attachés à l'usage du bistouri de J.-L. Petit, on y a renoncé depuis quelque temps.

J.-L. Petit faisait une incision de six lignes d'é-
tendue. On peut se dispenser de faire une incision aussi grande, puisqu'elle n'a d'autre but que
de faciliter l'introduction d'un corps dilatant qui
n'est jamais assez volumineux pour exiger une
ouverture fort étendue. — Quant aux parties
qu'on veut inciser, on s'est demandé s'il fallait
comprendre dans l'incision le tendon du muscle
orbiculaire des paupières. Richter conseilla cette
pratique, tandis que St.-Yves est d'une opinion
opposée. Ce dernier avait observé que le tendon
ayant été coupé en travers, la commissure externe
des paupières se trouvait portée en dehors, d'où
résultait une difformité assez considérable.

M. Dupuytren et la plupart des chirurgiens modernes ouvrent le sac lacrymal par une simple
ponction avec un bistouri ordinaire. Voici com-
ment on procède à cette opération : le malade est
placé sur une chaise en face de la croisée; sa tête
est soutenue par un aide placé derrière lui. Le
lieu de la ponction du sac lacrymal étant trouvé,
les tégumens doivent être tendus avec le pouce
appliqué contre le nez, et les autres doigts placés
en dehors. L'opérateur prend le bistouri avec la
main droite et le tient comme une plume à écrire.
La pointe de l'instrument est présentée aux parties, le dos de la lame étant tourné du côté du
nez du malade. On enfonce l'instrument presque

perpendiculairement à la surface de la peau, jusqu'à ce que le défaut de résistance avertisse que la pointe est parvenue dans le canal nasal. Alors, en inclinant le manche du bistouri vers le nez, et le rapprochant de l'extrémité interne du sourcil, on fait pénétrer davantage sa pointe dans le canal nasal. On obtient ainsi une incision d'environ trois lignes, dont la direction est oblique en bas et en dehors.

Cela étant fait, il faut s'assurer si l'instrument se trouve dans le canal nasal. On en est convaincu quand, après lui avoir imprimé de légers mouvemens d'avant en arrière et de droite à gauche, on éprouve partout une forte résistance.

La peau, quelques fibres du muscle orbiculaire, et la paroi antérieure du sac lacrymal, sont les seules parties intéressées dans cette incision.

Il faut éviter plusieurs fautes quand on fait la ponction du sac lacrymal. Si l'on ne fait pas attention aux dispositions particulières de l'œil, il peut arriver que, cet organe étant très-saillant, le bistouri, au lieu d'ouvrir le sac lacrymal, traverse les parties situées hors de l'orbite, en glissant entre les tégumens et le rebord inférieur de l'orbite. Dans des circonstances opposées, c'est-à-dire quand l'œil est situé profondément, on peut arriver derrière le sac lacrymal. Nous avons déjà indiqué les précautions qu'il faut prendre

2

pour prévenir ces accidens. La faute que, selon M. Lisfranc, on commet le plus souvent, c'est qu'on se hâte trop de porter le manche du bistouri sur la racine du nez, avant que la pointe ne soit entrée dans le canal nasal; elle glisse alors sur les parties situées au côté externe du sac lacrymal.

Dans tous ces cas, le bistouri se trouve hors du sac lacrymal et du canal nasal, comme l'indique le peu de résistance qu'on éprouve en imprimant à l'instrument les mouvemens latéraux dont nous avons déjà parlé. Il faut alors, avec la pointe de l'instrument, rechercher le sac, sans retirer entièrement la lame du bistouri hors de la plaie.

Procédé opératoire de M. le professeur Dupuytren.

Les instrumens que ce professeur emploie pour l'opération de la fistule lacrymale, sont :

1° un bistouri droit ordinaire ;

2° une canule d'or, longue de onze à douze lignes, légèrement recourbée suivant sa longueur, afin de s'adapter à la forme du canal nasal. Elle est de forme conique ; garnie, à son extrémité la plus large, d'un bourrelet (1), et taillée en biseau à son extrémité la plus étroite, de manière que son ouverture soit dirigée dans le sens de la concavité de la courbure (2). *Voyez* fig. 1.

______

(1) M. Dupuytren a depuis supprimé ce bourrelet saillant.

(2) De cette disposition particulière de l'extrémité inférieure de la canule dépend souvent le succès de l'opération. Car, si elle était coupée perpendiculairement, elle pourrait être bouchée par la membrane muqueuse des fosses nasales, sur laquelle elle repose assez souvent. Même dans le cas où ce biseau n'aurait pas la longueur convenable, le même accident pourrait encore avoir lieu par la tuméfaction de la membrane muqueuse des fosses nasales, causée par l'irrita-

3° Un mandrin de fer, formé d'une tige arron-
die, dont la longueur égale celle de la canule. La
pointe de ce mandrin doit être tellement adaptée
à la canule, que le bec de celle-ci ne fasse pas sur
lui des saillies inégales ; son autre extrémité, garnie d'un bourrelet saillant qui soutient la canule
et presse sur elle, se recourbe à angle droit et se
termine par un manche aplati, disposé de manière à ce qu'en le tenant entre les doigts, et la
pointe, ainsi que la canule qu'elle supporte, étant
tournée en bas, la concavité de celle-ci soit dirigée vers l'opérateur.

Le malade ayant été placé d'une manière convenable, M. Dupuytren fait l'ouverture du sac lacrymal par une simple ponction, comme nous l'a-
vons déjà indiqué plus haut, en se dirigeant dans
cette opération d'après l'éminence lacrymale de
l'os maxillaire supérieur. Le sac lacrymal étant
ouvert, et la lame du bistouri étant légèrement
inclinée en dehors, l'opérateur prend avec la main
gauche le bistouri, et avec la main droite la canule, armée de son mandrin. Pour maintenir la
canule sur le mandrin, l'opérateur a soin d'ap-
puyer le bout du doigt indicateur contre le re-

---

tion que détermine sur elle l'extrémité inférieure de la canule. Pour prévenir ces accidens, il faut que le biseau ait au
moins une ligne et demie de longueur.

bord saillant. Il la fait ensuite glisser sur la lame
du bistouri, en retirant celui-ci à mesure qu'on
engage la canule dans le canal nasal. Aussitôt
qu'elle est arrivée dans la partie supérieure de ce
conduit, on retire entièrement le bistouri, et on
enfonce la canule dans la direction du canal nasal, en exerçant sur elle une pression modérée,
mais soutenue (1). Lorsqu'elle est enfoncée de manière que son extrémité supérieure, qui est évasée,
soit parvenue à l'origine du canal nasal, on retire
le mandrin, et la canule reste dans le canal nasal.
Après avoir introduit la canule, il faut s'assurer
si l'on a ouvert un passage aux larmes par le canal nasal. Pour cela on ferme l'ouverture antérieure des fosses nasales, et l'on fait faire au malade de fortes expirations. On est assuré d'avoir
réussi, quand, à l'aide de ces efforts, on voit sortir par l'incision des bulles de muscosités sangui-
nolentes, et quand une bougie allumée, placée
devant cette ouverture, est éteinte par l'air, qui
se précipite au dehors d'elle. On fait ensuite

---

(1) La canule en pénétrant dans le canal nasal fait quelquefois entendre un bruit particulier, qu'on pourrait com-
parer à la fracture d'un os. Mais cela n'a pas de suites
fâcheuses. Dans quelques circonstances la canule entre très-
difficilement. M. Dupuytren, dans un cas pareil, fut obligé
de se servir d'un petit marteau.

moucher le malade ; et si l'on voit à son mouchoir un peu de sang, sorti par la narine correspondante à l'opération, la réussite est encore plus assurée.

Le sujet n'éprouve que peu de douleur de cette opération. On ne fait aucun pansement ; on recouvre seulement la plaie d'une mouche de taffetas gommée. La cicatrice se fait sur la canule. Le rebord de cet instrument, étant caché dans le sac lacrymal, ne met aucun obstacle à la cicatrisation. Elle se fait en quelques heures, lorsqu'il n'y a que tumeur lacrymale, et en quatre à six jours, lorsqu'il y a fistule lacrymale. Les larmes reprennent alors leur route naturelle, en passant par la canule, et le plus souvent la guérison est complète.

*Des avantages et des inconvéniens des différentes
méthodes opératoires encore en usage de nos
jours.*

———

Deux méthodes se partagent presque la vogue
dans le traitement de la fistule lacrymale : l'une,
plus employée en France, en Angleterre et en
Allemagne, est celle qui a pour but le rétablissement des voies naturelles; l'autre, qui paraît
dominer en Italie, consiste à frayer une route
artificielle aux larmes. On a été long-temps incertain à laquelle de ces deux méthodes on devait
donner la préférence; il est même encore quelques praticiens qui préfèrent établir une route
artificielle aux larmes. Cette dissidence d'opi-
nions tient à ce qu'on n'avait jugé que d'après
des faits isolés, tandis qu'on aurait obtenu un
résultat bien plus satisfaisant en opérant compa-
rativement sur un grand nombre de malades. Il
fallait donc, pour arriver à un résultat certain,
rechercher, d'après des observations exactes,
combien, sur un nombre déterminé de malades, on obtenait de guérisons ou éprouvait de
revers. M. Dupuytren s'est livré pendant long-

temps à un travail de ce genre, dont voici le résultat :

(A) *De la dilatation impermanente du canal nasal.*

Cette méthode ne réussit que très-rarement chez les enfans et les sujets lymphatiques, chez lesquels les membranes muqueuses ont la plus grande tendance aux engorgemens. Comme les corps étrangers que l'on met en usage pour dilater le canal nasal sortent par la plaie, il en résulte une difformité d'autant plus désagréable qu'il faut le plus souvent plusieurs mois, et même des années entières pour obtenir une dilatation suffisante. Pendant ce traitement, la plaie ne peut pas se fermer ; elle reste fistuleuse, même après l'extraction du corps étranger, et donne issue de temps en temps à quelques gouttelettes de larmes. Cette opération exige des pansemens et des soins continus pendant trois, six, même huit mois et plus. Même après un traitement aussi long et aussi fatigant pour le malade, la guérison n'est pas encore assurée. Les récidives, qui ont souvent lieu, peuvent avoir pour cause l'éloignement prématuré du corps dilatant ; elles arrivent même dans les cas où le canal nasal a été dilaté d'une manière convenable, parce que ce conduit a la plus grande tendance à se rétrécir de nouveau. D'où il faut conclure que cette méthode n'est que palliative; que les cas dans lesquels on obtient une guérison radicale sont très-rares, et que le plus souvent l'affection reparaît et exige de nouveaux soins. Nous pourrions citer beaucoup de faits à l'appui de cette doctrine; mais il suffira, pour s'en convaincre, de suivre pendant quelque temps l'hôpital de la Charité, où des maîtres très-habiles dans l'art de guérir emploient exclusivement la dilatation impermanente. On verra que, de vingt malades, à peine trois se trouvent guéris radicalement; que chez tous les autres la maladie reparaît après un certain temps. Cet inconvénient, joint à la longueur du traitement et aux difformités qui l'accompagnent, fait que, la récidive ayant lieu, les malades ne veulent plus se soumettre à aucun traitement et préfèrent garder leur infirmité.

(B) *De la méthode qui a pour but de frayer aux larmes une route artificielle à travers l'os unguis.*

Cette méthode s'exécute par deux procédés opératoires : ou bien on a recours à un instrument perforatif, comme cela se fait par les procédés de P. d'Égine, Woolhouse, Hunter; où l'on emploie la cautérisation à l'aide du fer rougi à blanc, d'après le procédé de Richter et Scarpa. Avant d'énumérer les inconvéniens attachés à la méthode en général, nous indiquerons ceux qui sont attachés à chaque procédé opératoire en particulier.

Les procédés de Hunter, de Woolhouse, qui consistent à traverser l'os unguis avec un trois-quarts, sont embarrassans à exécuter et très-douloureux pour le malade. Si l'on ne fait que traverser l'os unguis avec le perforatif, sans produire une perte de substance, l'ouverture qu'on a faite se ferme dès qu'il ne reste plus de corps étranger dans le trajet de la plaie. Hunter, convaincu de cette vérité, proposa ; non pas de briser l'os unguis , mais d'en retrancher une portion, pour lui faire éprouver une perte de substance. Pour l'exécution de cette opération, il conseille de soutenir l'os unguis par une plaque de corne ou d'ivoire, qui, introduite par la narine correspondante à la maladie, devait être appliquée sur la surface interne ou nasale de l'os unguis. Hunter paraît avoir senti les inconvéniens de cette opération, et même il semble qu'il l'ait abandonnée, car il ne l'a jamais décrite. Les reproches qu'on peut faire à ce procédé opératoire sont assez nombreux. L'observation a démontré que l'espace qui séparait l'os unguis du cornet moyen était quelquefois si étroit, qu'il était impossible d'y introduire la plaque. Mais admettons que les parties soient assez favorablement disposées pour l'exécution de l'opération ; il sera encore difficile d'enlever avec exactitude la portion détachée par l'emporte-pièce, parce que la plaque introduite dans le nez ne fournit pas à l'instrument un point d'appui également solide. Il est d'ailleurs reconnu que l'emporte-pièce n'agit presque jamais qu'à la manière d'un trois-quarts qui briserait l'os.

La cautérisation de l'os unguis n'est pas exempte de moins d'inconvéniens. Par cette opération, on peut blesser les parties voisines, si l'on n'a pas de l'habitude et de la dextérité. Les accidens consécutifs sont toujours violens, et même très-dangereux ; des inflammations très-vives peuvent affecter les parties situées dans le fond de l'orbite, et des suppurations abondantes et opiniâtres en être la suite. Le traitement propre à rendre permanente l'ouverture fistuleuse est fort-long. Ajoutez à cela que cette opération est souvent suivie d'un épiphora incurable.

Quant à la méthode en général, elle présente cet inconvénient très-grave, que les larmes ont toujours plus de tendance à descendre le long du canal nasal qu'à passer par l'ouverture fistuleuse que l'on a établie à travers l'os unguis, et qui est située plus ou moins haut sur la paroi interne du sac lacrymal ; les larmes s'amassent alors dans le sac lacrymal, et tombent au-dehors en passant sur la paupière inférieure. — Quelque soit le procédé qu'on ait mis en usage, il est démontré par une foule d'observations que l'ouverture fistuleuse se ferme aussitôt qu'on a retiré le corps étranger. Elle se ferme, comme l'observe très-bien M. Dupuytren, par l'effet du gonflement de ses bords, et par suite de ce mouvement de coarctation en vertu duquel les lèvres des plaies tendent à se rapprocher de la circonférence au centre, et finissent enfin par se réunir entièrement. La membrane muqueuse des fosses nasales, ainsi que celle qui tapisse la paroi postérieure du sac lacrymal, étant très-molles, très-spongieuses, favorisent beaucoup le rapprochement des lèvres de la plaie. Ce qu'il y a de plus fâcheux, c'est que, la récidive ayant lieu, on ne peut y remédier que par une nouvelle opération.

Par tous les motifs que nous venons d'indiquer, on a abandonné, en France et en Allemagne, la cautérisation de l'os unguis. Si l'on y a encore recours, ce n'est que dans le cas où des obstacles invincibles s'opposent au rétablissement du canal nasal, ou quand la carie a presque entièrement détruit l'os unguis. Mais ces cas sont très-rares. Je remarquerai ici que la carie de l'os unguis n'est pas toujours une indication certaine de la cautérisation de l'os unguis, puisque cette affection se guérit aussitôt qu'on a rétabli le cours des larmes.

Si, malgré tous les inconvéniens qu'offre la cautérisation, on voulait encore avoir recours à cette méthode, il faudrait rejeter la canule que Woolhouse introduisait dans le trajet de la plaie pour maintenir l'ouverture dans un état permanent, à raison du peu de solidité avec laquelle elle est fixée. Nous pensons qu'elle serait mieux remplacée par l'instrument que nous allons décrire. Il se compose d'une plaque ovale et de deux branches élastiques, écartées l'une de l'autre, et qui, par une de leurs extrémités, tiennent au centre de la plaque (*Voyez* fig. 3). Pour se servir de cet instrument, on rapproche d'abord les deux branches l'une de l'autre, puis on les introduit dans le trajet de la plaie, de manière que la plaque repose sur la surface orbitaire de l'os unguis, et que les branches se trouvent placées dans les fosses nasales. Cet instrument ne pourra pas tomber dans les fosses nasales, comme cela arrivait si souvent avec la canule de Woolhouse, parce que la plaque s'y oppose ; il ne pourra pas non plus se porter en avant, parce que les deux branches, par leur écartement, s'y opposent. — MM. Sanson et Bégin conseillent de placer un instrument analogue à celui qu'emploie M. Dupuytren pour la guérison de la grenouillette ; c'est une espèce

de clou à deux têtes ; dont la partie moyenne serait embrassée par la paroi lacrymo-nasale ; et
dont les deux plaques saillantes reposeraient sur
les deux faces de l'os unguis.

(C) *De la dilatation permanente du canal nasal.*

Le procédé opératoire de M. Dupuytren a ce
grand avantage sur tout autre , d'offrir une guérison très-prompte, et le plus souvent exempte de
récidive. Cependant ce fait n'est pas encore ad-
mis par tous les chirurgiens; il y en a même quel-
ques-uns qui pensent que ce procédé devrait être
abandonné tout-à-fait à cause des nombreux inconvéniens qui s'y rattachent; ceux qui rejettent
la dilatation permanente allèguent pour raison :

1° Le déplacement de la canule ;

2° Les accidens inflammatoires que sa présence
peut déterminer ;

3° L'oblitération de la canule par des mucosités
épaissies.

Le déplacement de la canule n'a lieu que dans
quelques cas rares, puisque, d'après l'observation
de M. Dupuytren, cela n'arrive que deux fois sur
vingt opérations. Il est d'abord assez difficile et
presque impossible qu'elle tombe dans les fosses
nasales, parce que la forme que M. Dupuytren
lui donne est très-propre à prévenir cet incon-

-vénient. Il n'en était pas de même de la canule de Foubert. Celle-ci étant très-petite et offrant un diamètre de peu de largeur, finissait par tomber dans les fosses nasales, après un temps plus ou moins long. Foubert dit lui-même avoir vu des personnes qui, s'étant mouchées quelques mois après l'opération, avaient été surprises de rendre une canule, qu'elles ne savaient pas avoir été laissée dans le conduit nasal.

Quand la canule se déplace, elle remonte le plus souvent vers le sac lacrymal. C'est pour obvier à cet inconvénient que M. Dupuytren donne à l'instrument une forme légèrement recourbée. Cependant cette modification ne prévient pas toujours le déplacement. — On avait avancé que cet accident était dû à la tuméfaction de la membrane muqueuse du canal nasal, lequel, diminuant de largeur, forçait la canule à remonter vers le sac lacrymal : c'est une erreur. Il faut expliquer ce phénomène de la manière suivante. La canule séjournant déjà depuis quelque temps dans le canal nasal, le dilate, en dégorgeant les parois de ce conduit. Cette dilatation peut être portée au point de laisser un certain espace entre la canule et les parois du canal nasal ; celle-ci devient alors très-mobile dans ce conduit, et se déplace par les efforts que fait le malade, soit pour se moucher, soit pour expectorer. Cet accident

n'a pas ordinairement de suites fâcheuses; il suffit le plus souvent d'exercer une légère pression
sur le grand angle de l'œil, pour remettre la canule dans sa position convenable. Si cependant
elle se déplaçait de nouveau, et qu'elle déterminât des accidens inflammatoires qu'on aurait
vainement combattus par des moyens antiphlogistiques, il faudrait recourir à l'extraction du
corps étranger. — Le sac lacrymal ayant été incisé,
on retire la canule avec une pince à pansement.
Si cette tentative échouait, nous serions d'avis
de soulever la canule avec une spatule, dont on
se servirait comme d'un levier du troisième genre;
le point d'appui serait le dos du nez; la résistance,
le rebord de la canule; la puissance, la main de
l'opérateur. — Il est des cas, où l'extraction de la
canule présente des difficultés si grandes qu'on
ne saurait y parvenir sans le secours d'un instrument très-ingénieux, inventé par M. Dupuytren.
J'en ai vu faire l'application sur une malade à
laquelle on n'avait pu retirer la canule, à l'hôpital
de la Charité, avec les instrumens ordinaires.—
M. Dupuytren avait d'abord inventé un instrument qui ressemblait beaucoup au conducteur
de la canule, excepté que la tige de celui-ci est
plus longue, et présente à son extrémité inférieure un crochet mousse. (*Voy.* fig. 4.) On pourrait appeler cet instrument *crochet simple.* Plus

tard, M. Dupuytren lui substitua le *crochet dou-ble*, qui diffère du premier en ce qu'il présente deux tiges ou branches élastiques de même longueur et de même forme, terminées, comme le premier, à leurs extrémités inférieures, par des crochets mousses. (*Voy*. fig. 5 et 6.) Ces deux branches peuvent être rapprochées l'une de l'autre par une pression légère. Quand on veut se servir de cet instrument, on rapproche les deux branches l'une de l'autre ; puis on les introduit dans l'intérieur de la canule, jusqu'à ce qu'elles aient dépassé son extrémité inférieure. En retirant alors l'instrument, les crochets saisissent la canule, et la retirent du canal nasal. On peut alors abandonner la maladie à elle-même, ou introduire une autre canule d'un diamètre plus grand. Dans le premier cas, la guérison a quelquefois lieu, parce que le canal nasal reprend ses fonctions, comme s'il avait été dilaté à l'aide de mèches ou de bougies. Mais, comme l'on a toujours à craindre que la récidive n'ait lieu, il est plus prudent d'introduire de suite une autre canule d'un diamètre plus grand.

Quant aux accidens que la canule peut déterminer comme corps étranger, l'expérience de dix années a déjà prouvé, qu'ils sont presque nuls. Sur vingt malades, deux éprouvent de la douleur, de l'irritation ; et d'autres accidens inflammatoires, que l'on combat facilement par des moyens antiphlogistiques locaux et généraux. On est rarement obligé d'extraire la canule; mais, lorsqu'il faut en venir à cette extrémité, l'opération rétablit le calme, et les sujets peuvent être soumis, quelque temps après, à une nouvelle opération.

L'on a enfin objecté que la canule pouvait s'obstruer par le mucus épaissi, et qu'alors le cours des larmes étant de nouveau interrompu, la fistule devait reparaître. Nous ne savons pas si ce reproche repose sur des faits authentiques; mais ce qu'il y a de surprenant, c'est que M. Dupuytren, dans la nouvelle édition de la Médecine opératoire de Sabatier, n'en ait pas fait mention; quant à nous, nous n'avons jamais eu occasion d'observer cet accident, quoique nous ayons suivi la clinique de l'Hôtel-Dieu pendant cinq ans. Mais admettons que cela puisse avoir lieu, il sera bien facile d'y remédier. Si la plaie n'est pas encore fermée, on peut y introduire un stylet et déboucher la canule par cette voie. Si la plaie s'était déjà cicatrisée, on pourrait faire des injections par les points lacrymaux, et comprimer fréquemment le sac lacrymal de haut en bas. Si l'embarras continue, nous pensons qu'on pourrait passer un stylet fin et acéré dans l'intérieur de la canule, en traversant les parties molles qui la recouvrent. Il faudrait seulement, avant d'enfoncer l'instrument trop profondément, avoir la précaution de s'assurer s'il se trouve bien dans l'intérieur de la canule. Pour s'en assurer, il suffit d'imprimer au stylet des mouvemens latéraux, et d'avant en arrière ; si l'on entend de toutes parts un bruit particulier résultant du contact de deux métaux, on est sûr d'être arrivé dans l'intérieur de la canule.

Maintenant que nous avons parlé des inconvéniens attachés au séjour de la canule dans l'intérieur du canal nasal, voyons quels sont les avantages qu'offre ce procédé. Laissons ici parler MM. Sanson et Begin. « Le procédé est très-simple et très-facile à exécuter. A peine placée dans le canal nasal, la canule, qui s'y trouve solidement fixée, rend inutile toute espèce de traitement consécutif. La cicatrice de la plaie extérieure est complète en vingt-quatre heures, lorsqu'on a incisé le sac lacrymal avec le bistouri, et un peu plus tard, dans le cas où il existait une ouverture fistuleuse, à travers laquelle l'instrument a été introduit. Il arrive que les malades peuvent retourner à leurs occupations immédiatement après avoir été opérés. La plupart d'entre eux ignorent même qu'ils portent un corps étranger dans les voies lacrymales, tant ils sont peu incommodés par sa présence. Tous témoigent un grand étonnement, lorsque, après une incision qui dure à peine une seconde, et l'introduction d'une canule qui n'est pas moins rapidement terminée, on leur annonce qu'ils sont guéris pour toujours, et sans qu'il soit besoin d'autre pansement que de renouveler la mouche de taffetas gommé qui recouvre la plaie. Un très-grand nombre de sujets de tout âge et de tout sexe ont été opérés de cette manière par M. Dupuytren, et le plus constant succès a couronné sa pratique. » On ne peut donc s'empêcher de donner, en dernière analyse, la préférence à un procédé si simple et si avantageux. Quand il existe à l'os unguis des dénudations qui semblent contr'indiquer l'emploi de la canule, il faut, après avoir ouvert le sac, panser convenablement la plaie, afin de provoquer l'exfoliation des portions osseuses mises à nu, et ramener la maladie à l'état de simplicité, qui rend le succès de l'opération presque infaillible. On agirait de la même manière s'il existait dans les parties molles voisines du sac lacrymal des clapiers plus ou moins étendus ou des callosités.

Pour terminer ce qui a rapport au procédé de M. Dupuytren, nous citerons une observation fort intéressante. M. Dupuytren, ayant à traiter une fistule lacrymale sur une jeune personne, après s'être assuré que le canal nasal n'existait pas, n'hésita pas à pratiquer un conduit artificiel, en

introduisant un perforateur dans un cul-de-sac
formé à la place du sac lacrymal. Il perfora les
os suivant la direction naturelle du canal, y plaça
sa canule, sur laquelle la petite plaie se ferma
en quelques jours. La malade fut très-bien guérie.

Description d'un nouveau procédé opératoire.

Nous avons déjà dit que ce nouveau procédé avait pour but de faire éprouver une perte de substance aux parois membraneuses du canal nasal, en agissant sur les parties qui forment le rétrécissement, soit avec le fer rougi à blanc, soit avec la pierre infernale, ou avec tout autre caustique.

Plusieurs conditions doivent être remplies pour que la cautérisation puisse avoir un résultat satisfaisant. Il faut que le cautère actuel ou les caustiques n'intéressent ni la peau, ni le sac lacrymal. Il faut que la cicatrice du canal nasal se fasse sur un corps étranger. Si, après avoir cautérisé le canal, on abandonnait les parties intéressées à elles-mêmes, on n'aurait rien fait pour la guérison; au contraire, la cicatrisation de la plaie ayant lieu par le rapprochement de ses lèvres, le canal nasal se trouverait dans un état plus grand de constriction qu'il ne l'était avant l'opération. C'est pour prévenir cet inconvénient que nous plaçons une canule dans le canal nasal pendant tout le temps que la cicatrisation se fait ; nous ne la retirons que quand la cicatrice est achevée. De cette manière le canal nasal conserve un diamètre assez étendu pour que, la canule étant retirée, il laisse un libre passage aux larmes.

De la cautérisation du canal nasal à l'aide du fer rougi à blanc.

Les instrumens nécessaires pour l'exécution de l'opération, sont :

1º Un bistouri droit ordinaire.

2º Une canule cylindrique, de neuf lignes de longueur, dont l'extrémité supérieure présente un rebord saillant, au-dessous duquel on fixe un fil. (*Voy.* fig. 7.)

3º Un cautère actuel, composé d'une partie cautérisante, dont la longueur sera le double de celle de la canule, et dont l'épaisseur sera proportionnée au diamètre de la canule. Cette partie de l'instrument se continue avec le manche, en formant avec lui un angle presque droit. (*Voy.* fig. 8.)

Tout étant préparé, le malade est assis en face d'une croisée, la tête appuyée contre la poitrine d'un aide. On couvre l'œil du côté de l'opération avec une compresse mouillée, pour le préserver de l'action du cautère actuel ; pour plus de précaution, on introduit une autre compresse dans la narine correspondante à la maladie. La ponction du sac lacrymal ayant été faite d'après les principes déjà émis, l'opérateur saisit avec la main gauche le bistouri, tandis qu'avec la main droite il prend le conducteur, armé de sa canule. On l'introduit dans le canal nasal, sur la surface plane du bistouri, comme par le procédé opératoire de M. Dupuytren, avec cette seule différence, que le rebord de la canule doit rester hors de la plaie, pour que le cautère actuel ne puisse pas intéresser la peau et le sac lacrymal. L'opérateur saisit ensuite le cautère actuel, chauffé à blanc, et glisse la partie cautérisante de cet instrument dans l'intérieur de la canule, de manière que la moitié de sa longueur se trouve dans la canule, et l'autre moitié à l'extérieur. On prend alors le fil, qui est attaché au-dessous du rebord de la canule, et, en tirant sur lui, on retire la canule sur cette partie du cautère actuel qui est restée à l'extérieur. Celui-ci, se trouvant alors en contact immédiat vers les parois du canal nasal, les cautérise, et produit une perte de substance après la chute des escharres. Le cautère actuel ayant agi pendant quelques secondes, on réintroduit la canule dans le canal nasal, en la glissant sur la partie cautérisante du cautère actuel, lequel est ensuite retiré.

Si l'on craignait que le séjour de la canule,

pendant les premiers momens qui suivent la cautérisation, ne déterminât une irritation trop vive, on pourrait s'en tenir à des injections émollientes, et ne l'introduire que le second ou troisième jour.

Pour pouvoir retirer la canule, après que la cicatrisation de la plaie a eu lieu, il faut empêcher que la plaie extérieure ne se ferme, en interposant entre ses lèvres un corps étranger.

De la cautérisation du canal nasal à l'aide des caustiques.

Cette opération peut être faite de deux manières différentes : ou bien on ne détruit les parties qui forment le rétrécissement que successivement, en agissant sur elles de haut en bas ; ou bien on agit à la fois sur toutes les parties qu'on veut détruire. Nous croyons que ce dernier procédé mérite la préference. Dans le premier cas, on fixe le caustique à un stylet, qu'on glisse dans l'intérieur d'une canule jusqu'à l'endroit rétréci. Dans le dernier cas, on recouvre une bougie de nitrate d'argent fondu ; on la place dans le canal nasal, en la glissant dans l'intérieur d'une canule qu'on a préalablement introduite dans le conduit nasal, et qu'on retire ensuite, en laissant la bougie dans le canal nasal.

Après avoir ainsi cautérisé le canal nasal, on fait des injections, pour entraîner au dehors les parcelles de nitrate d'argent fondu qui peuvent y être restées. On place ensuite une canule dans ce conduit, comme après la cautérisation avec le fer rougi à blanc (1).

Examinons maintenant ce mode opératoire sous les trois points de vue les plus importans : la possibilité de l'opération, les accidens qu'elle peut entraîner, les chances de succès qu'elle peut offrir.

---

(1) Tel est le résumé de deux mémoires que nous avons communiqués à l'Académie royale de médecine. Dans le premier, que nous y avons lu nous-même, nous ne proposâmes que la cautérisation à l'aide du fer rougi à blanc. Des affaires nous ayant depuis retenu à Mortfontaine, nous adressâmes à M. Demours des additions à notre premier mémoire, en le priant de vouloir bien les communiquer à l'Académie. Ce second mémoire renfermait la cautérisation à l'aide des caustiques. Dans la lettre que M. Demours daigna nous adresser quelque temps après, il nous dit : « Quant aux additions, je me souviens que la section a décidé qu'elles seraient jointes à votre mémoire dans les archives, mais qu'il ne serait point fait de rapport séparé ou additionnel à leur sujet. » C'est ainsi qu'on crut pouvoir se dispenser de faire un rapport sur un procédé opératoire nouveau ; car celui que nous proposâmes d'abord pour la cautérisation du canal nasal avec le fer rougi à blanc, diffère en tout de celui qui a pour but la cautérisation à l'aide des caustiques.

Dans le mémoire que nous avons lu à l'Académie, nous avons commis une erreur. Au lieu de donner neuf lignes de longueur au canal nasal, nous ne lui en donnâmes que cinq. M. Demours, que nous vîmes quelques jours après la lecture de notre mémoire, nous fit cette observation. Nous lui répondîmes que la longueur plus ou moins grande de ce canal ne changeait en rien la manière d'opérer. La supposition de la possibilité des manœuvres proposées n'est donc pas fondée sur la longueur du canal nasal, comme il a plu à M. Demours de l'interpréter mal à propos. Il est d'ailleurs facile de se convaincre de la réalité de ce que nous avançons en faisant des expériences sur le cadavre. Quant à une autre objection relative à la lésion de la peau par l'introduction du cautère actuel, nous répondîmes que rien n'était plus facile que de prévenir cet accident ; qu'on n'avait qu'à laisser le rebord de la canule à l'extérieur de la plaie. On nous fit une troisième objection qui a beaucoup moins de valeur que la précédente. On nous objecta que, la canule étant placée dans le canal nasal, si l'on est obligé, après avoir retiré le stylet conducteur, de le réintroduire, on est forcé quelquefois de faire un tâtonnement de plusieurs secondes, à cause du changement de rapport que viennent d'éprouver entre elles la peau, quelques fibres du muscle orbiculaire, la couche sous-jacente du tissu cellulaire et la partie antérieure du sac lacrymal, à travers lesquels il faut passer de nouveau. On suppose alors que nous répondrons que le stylet chauffé à blanc se fera aisément un passage à travers cet obstacle, et cette supposition étant établie en principe, on s'efforce à nous faire des reproches. Répondons maintenant à ces objections. Puisque le rebord de la canule reste à l'extérieur, il sera bien facile de sortir et de réintroduire le stylet autant de fois que cela sera nécessaire, sans qu'on soit obligé de faire des tâtonnemens. Supposons même que nous fassions parcourir au stylet chauffé à blanc les parties indiquées ci-dessus, ce que nous ne voulons pas, il en résultera à la vérité une perte de substance; mais elle sera peu considérable et à peine visible après la cicatrisation de la plaie. Aussi, si c'était là la seule objection qu'on pourrait nous faire, elle ne serait que de très-peu de valeur.

La cautérisation du canal nasal peut-elle entraîner des accidens graves? On nous objectera peut-être que ce mode opératoire peut déterminer des accidens inflammatoires. Nous pensons que cela n'arrivera pas aussi souvent qu'on pourrait le supposer, si l'on prend toutes les précautions nécessaires. On admettra bien que cette inflammation, si elle a lieu, ne sera pas aussi dangereuse que celle qui est souvent la suite de la cautérisation de l'os unguis, en ce que celle-ci se pratique plus près de l'œil, et en ce qu'elle est faite à travers l'os unguis et des parties molles très-lâches, très-spongieuses.

La récidive sera-t-elle moins à craindre après cette opération qu'après la dilatation mécanique du canal nasal? Si l'on ne consultait que le raisonnement, on pourrait tirer des conclusions très-avantageuses en faveur de notre méthode. En effet, on a produit une perte de substance aux parois rétrécies, et on a obtenu une cicatrice assez large, en laissant une canule dans le canal nasal pendant la cicatrisation de la plaie; aussi, la canule étant retirée, il n'est pas probable que les parois du canal se rapprochent assez pour intercepter toute communication entre le sac lacrymal et les fosses nasales. D'ailleurs les parties molles qui tapissent le canal nasal sont d'un tissu assez serré, et ne prêteront pas facilement à ce rapprochement.

Nous répétons du reste que nous ne réservons la cautérisation du canal nasal que pour les cas où le procédé opératoire de M. Dupuytren n'aurait pas été suivi de succès, et nous pensons, s'il est permis de tirer quelque conclusion de l'analogie qui existe entre le rétrécissement du canal de l'urètre et celui du canal nasal, que la cautérisation pourrait offrir ces mêmes résultats dans l'une et l'autre de ces affections (1).

---

(1) Une femme que nous avons déjà opérée d'une fistule lacrymale en mettant en usage la cautérisation resserrée du canal nasal par la pierre infernale, s'est trouvée très-bien guérie. Quoiqu'un seul fait ne suffise pas pour pouvoir en tirer une conclusion générale, il prouve du moins que l'opération est praticable, et qu'elle peut offrir des chances de succès.

FIN.

EXPLICATION DE LA PLANCHE.

Fig. 1. La canule de M. Dupuytren ; *a* le rebord saillant ; *b* l'extrémité coupée en bec de flûte.

Fig. 2. Le conducteur de la canule ; *a* la partie du conducteur qui repose sur la canule ; *b* extrémité coupée en biseau ; *c* le manche.

Fig. 3. Instrument qui sert à maintenir l'ouverture faite avec le cautère actuel à travers l'os unguis ; *a* la plaque ; *b* les tiges élastiques.

Fig. 4. Instrument qui sert à retirer la canule du canal nasal ; *a* le stylet garni à son extrémité inférieure *b* d'un crochet ; *c* le manche.

Fig. 5. Un autre instrument de même usage ; *aa* deux tiges élastiques garnies à leurs extrémités inférieures d'un crochet *bb* ; *c* le manche.

Fig. 6. Le même instrument vu de profil.

Fig. 7. Canule qui sert à la cautérisation du canal nasal ; *a* le rebord sous lequel est attaché un fil *b*.

Fig. 8. Le cautère actuel ; *a* la partie cautérisante ; *b* le manche.

www.ingramcontent.com/pod-product-compliance
Ingram Content Group UK Ltd.
Pitfield, Milton Keynes, MK11 3LW, UK
UKHW020020080726
13614UKWH00003B/1475